AF587095

Bibliothèque illustrée du P. VASSEUR, à 15 centimes.

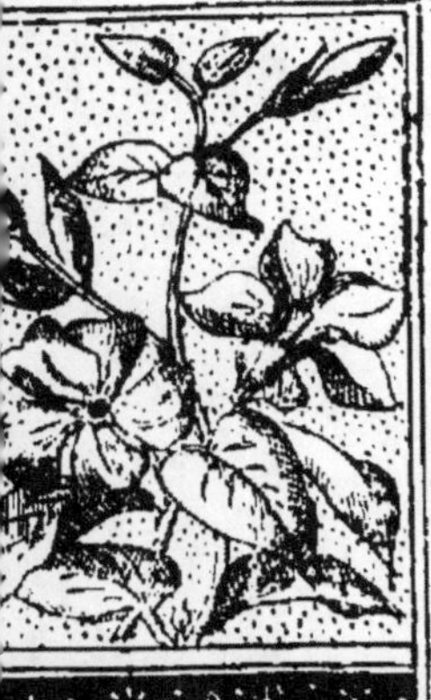

PÈLERINAGE
A
JÉRUSALEM
ET EN
TERRE SAINTE

Texte par le R. P. PATREM
FRANCISCAIN DE LA TERRE SAINTE

Illustrations par A. VASSEUR, S. J.

PARIS
LIBRAIRIE CATHOLIQUE DE L'ŒUVRE DE SAINT-PAUL
6, rue Cassette, et rue de Mézières, 14

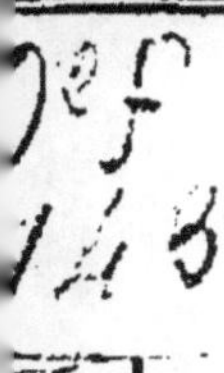

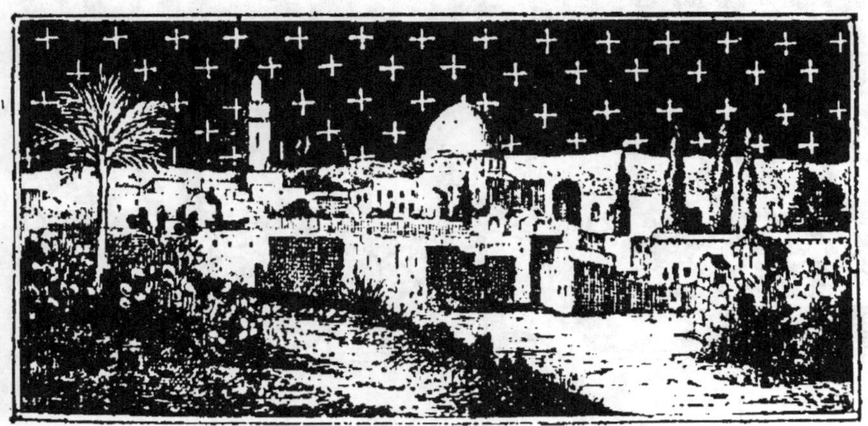

I. — Jérusalem.

Jérusalem fut fondée, d'après la tradition, par Melchisédech vers 1769 avant Jésus-Christ. En 1445 les Hébreux s'en emparèrent et elle devint la capitale du royaume de David et de Salomon.

Il reste quelques substructions et quelques parties des murs d'enceinte élevés par ce grand monarque. Hérode dota la Ville sainte de plusieurs beaux édifices, et on reconnaît encore les constructions hérodiennes à leur appareil en bossage.

Ces antiques souvenirs sont toutefois peu nombreux, car, l'an 70 de notre ère, Titus s'empara de Jérusalem et la détruisit ; plus tard l'empereur Adrien (117-138) la rebâtit ; mais c'est à sainte Hélène, la mère de Constantin (morte en 327), que la cité sainte est redevable de ses monuments les plus anciens.

En 614, le roi de Perse Chosroès II, aidé par 20.000 Juifs, s'empara de Jérusalem, la saccagea, détruisit les principaux monuments religieux et fit 80.000 prisonniers chrétiens que les Juifs achetèrent comme esclaves et massacrèrent ensuite.

En 636, les Arabes s'emparaient à leur tour de la ville sainte que les croisés conquirent, en 1099, au cri de *Dieu le veut !*

Hélas ! le royaume latin de Jérusalem ne devait pas avoir une longue durée : en 1187, le sultan Salah-ed-dyn y rentrait en

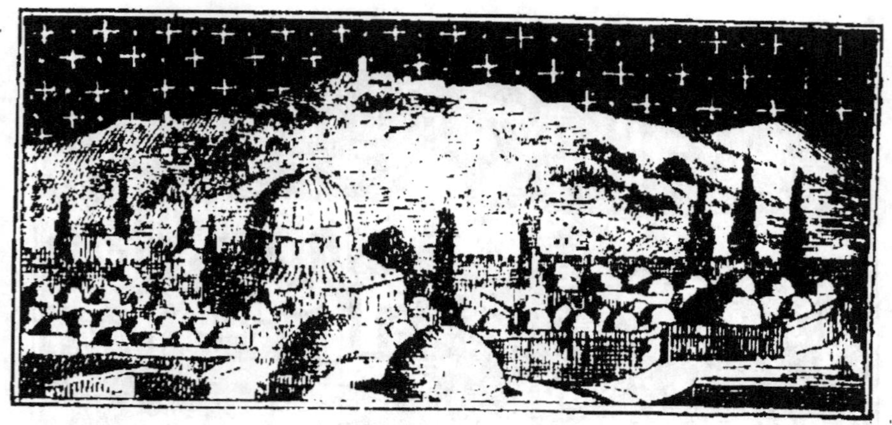

vainqueur. Vers 1230, en vertu d'une trêve conclue entre les musulmans et l'empereur d'Allemagne Frédéric II, les chrétiens revinrent à Jérusalem ; mais en 1245, les Kharesmiens y entrèrent en maîtres et massacrèrent tant de chrétiens, que le sang montait dans les rues jusqu'au poitrail de leurs chevaux.

Dès lors, l'étendard du croissant a toujours flotté sur son enceinte. En 1517, Sélim, sultan de Constantinople, s'empara de Jérusalem jusque-là soumise à celui du Caire ; et depuis lors, c'est un pacha turc qui gouverne la ville où Notre-Seigneur Jésus-Christ est mort pour nous.

De la montagne des Oliviers, de l'endroit même où Notre-Seigneur pleura sur Jérusalem, on découvre au delà de la vallée de Josaphat la ville entière se déployant du nord au sud dans un splendide panorama. Au premier plan on aperçoit la mosquée d'Omar sur l'emplacement du temple de Salomon, on voit un peu plus loin les deux coupoles de la Basilique du Saint-Sépulcre, et enfin au delà, à gauche, le saint Cénacle, et à droite l'école des Frères et l'église paroissiale de Saint-Sauveur.

La sainte Vierge a révélé à la vénérable Marie d'Agreda (1602-1655) que les Saints Lieux étaient au pouvoir des musulmans, des ennemis de la croix, à cause des péchés des chrétiens d'Occident. Disons donc, pour hâter la délivrance de la Terre-Sainte, disons de tout notre cœur : Seigneur, que votre nom soit sanctifié ! que votre règne arrive ! que votre volonté s'accomplisse ici-bas comme

 Jérusalem : vue du mont des Oliviers.

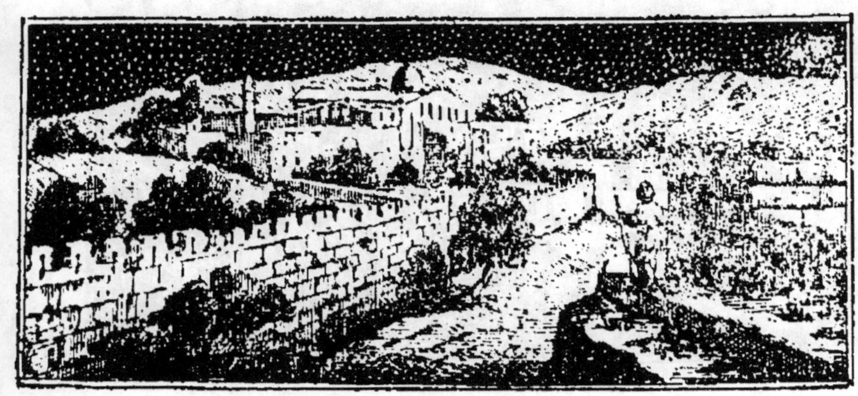

dans le ciel. Seigneur, délivrez-nous du mal afin que nous ne péchions plus et qu'arrive le moment désiré où les Lieux Saints seront tous aux mains des catholiques !

II. — Mosquée d'Omar.

La mosquée d'Omar a été bâtie par Eben-Merwan sur l'emplacement même où avait été élevé par Salomon le premier temple édifié en l'honneur du vrai Dieu ; c'est là qu'Abraham avait voulu, par obéissance au Seigneur, lui offrir en sacrifice son fils Isaac.

Nabuchodonosor brûla le temple de Jéhova ; mais, au retour de la captivité, les Juifs, sous la conduite de Zorobabel, relevèrent les ruines de Jérusalem et réédifièrent le temple. C'est dans cet édifice qu'un ange du Seigneur annonça à Zacharie la naissance de saint Jean-Baptiste ; c'est là que la Vierge Immaculée passa son enfance au service de Dieu ; c'est là que Notre-Seigneur fut présenté au jour de la Purification (S. Luc, II) ; c'est là qu'âgé de douze ans il enseigna les docteurs de la loi (S. Luc, II) ; c'est là que, saisissant des cordes, il s'en servit comme d'un fouet pour chasser les marchands et les changeurs (S. Jean, II) ; c'est là qu'il gracia la femme adultère repentante (S. Jean, VIII) ;

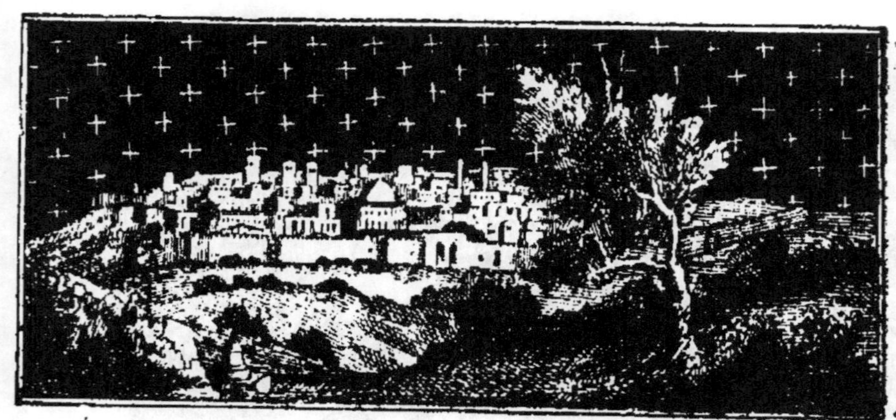

c'est là qu'il glorifia la modique mais généreuse aumône de la veuve (S. Marc, XII) ; c'est là que les Juifs voulurent le lapider (S. Jean, X); c'est là enfin que Notre-Seigneur prédit la destruction de ce même temple (S. Matth., XXIV). Cette prophétie fut accomplie à la lettre trente-sept ans plus tard. Titus détruisit alors ce sanctuaire vénéré sur l'emplacement duquel Adrien fit bâtir, l'an 134, un temple à Jupiter, détruit par sainte Hélène en 327.

Ce fut vers 636 que le kalife Omar éleva au même lieu une mosquée détruite et réédifiée plus belle encore par Eben-Merwan. Durant le règne des croisés en Palestine cette mosquée devint une église ; mais à leur départ les musulmans la convertirent de nouveau en un sanctuaire de l'Islam. Elle a la forme d'un octogone régulier de 55 mètres de diamètre percé de 56 fenêtres dont quelques-unes sont murées. A l'intérieur deux rangées de colonnes la partagent en trois enceintes concentriques et soutiennent les plafonds de deux nefs octogonales et la coupole qui est vraiment superbe.

✝

« Hâtez l'heure, Seigneur, où ce lieu si cher à tous les cœurs chrétiens sera un sanctuaire, où le sacrifice de la sainte Messe remplacera ceux de l'ancienne loi ! »

4 **Autre vue de Jérusalem.**

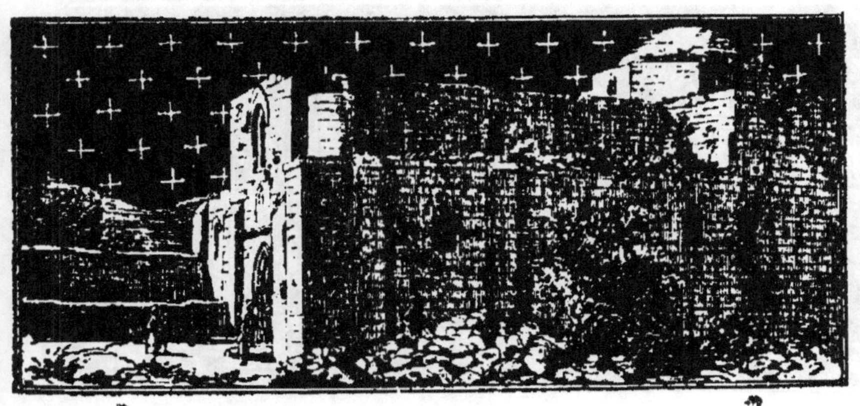

III. — Sainte-Anne.

La maison où a été conçue et dans laquelle est née l'Immaculée Vierge Marie fut dès les premiers temps convertie en un sanctuaire qu'embellit plus tard sainte Hélène. Les croisés le rebâtirent sous le vocable de sainte Anne tel qu'il a été restauré en ces dernières années par le gouvernement français.

A la chute du royaume latin, Salah-ed-dyn en fit une école de jurisprudence musulmane, d'où lui vient le nom arabe de Salahhych. Au XVe siècle elle fut abandonnée jusqu'en 1842 où Tahher-Pacha voulut en faire une mosquée.

Dans cette église, il y a une crypte qui est le lieu de la naissance de la Mère de Dieu ; chaque année les Pères Franciscains allaient y célébrer la fête du 8 septembre et du 8 décembre, jusqu'au moment où la France qui l'avait reçue du sultan la confia aux missionnaires d'Alger qui la desservent maintenant et entretiennent dans les attenances un séminaire pour les grecs-unis.

« O mon Dieu, qui, par l'Immaculée Conception de la Vierge Marie, avez préparé une digne demeure à votre Fils, nous vous supplions, ô vous qui, en prévision de la mort de Jésus, Fils aussi de Marie, l'avez préservée de toute souillure, de nous accorder par son intercession d'être purifiés et d'entrer en votre saint paradis. »

L'église Sainte-Anne.

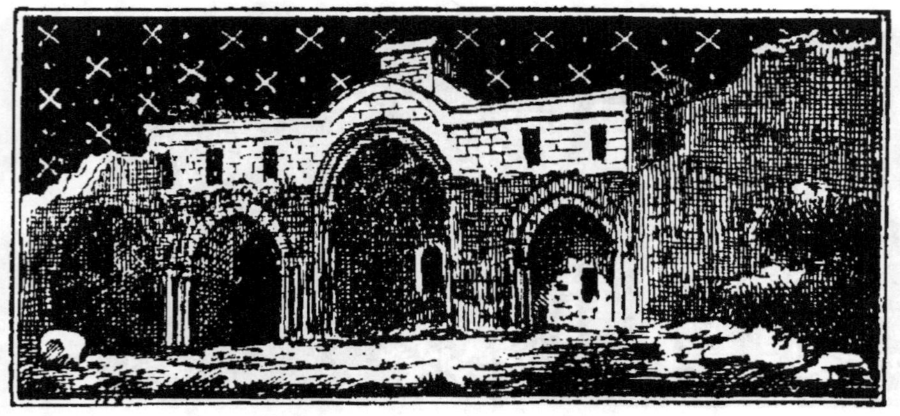

IV. — Maison de saint Joachim à Séphoris.

Séphoris, ancienne capitale de la Galilée, entre Nazareth et Cana, est la patrie de Joachim et d'Anne, le père et la mère de la sainte Vierge. Hérode Antipas donna à cette ville, par flatterie, le nom de *Diocésarée*. En 353, les Romains contre qui elle s'était révoltée la saccagèrent. Relevée au temps des Croisades, elle fut de nouveau dévastée après la bataille de Tibériade (1187). C'est aujourd'hui le village de *Sefouri*.

Sur l'emplacement de la maison de saint Joachim à Séphoris, une église fut bâtie ou restaurée, au IVe siècle, par Joseph, gouverneur de Tibériade.

Détruite par Chosroès en 624, elle fut réédifiée par les croisés, C'était une église à trois nefs, dont deux absides seulement sont encore debout ; ce sanctuaire est desservi par les Pères Franciscains qui en achetèrent les ruines en 1841, mais n'ont pu les restaurer que tout récemment.

« O Dieu, qui avez choisi saint Joachim et sainte Anne pour être les augustes parents de la Mère de votre Fils unique, accordez-nous de ressentir toujours les effets salutaires de leur puissante intercession auprès de votre divine Majesté. »

6 **Ruines de l'église bâtie sur la maison de saint Joachim.**

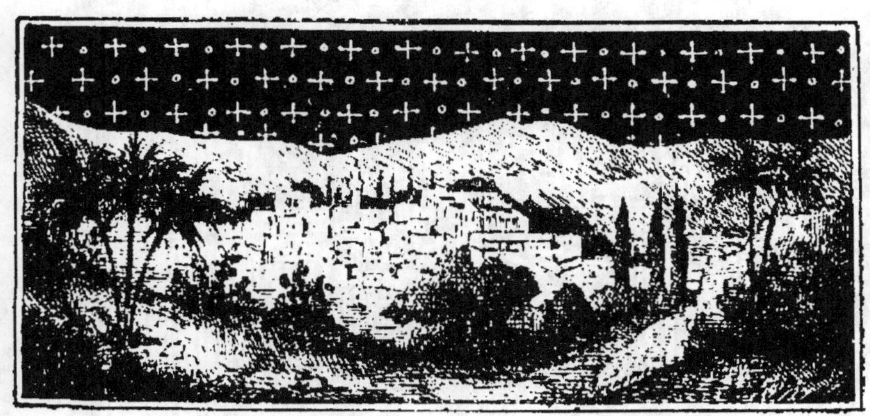

V. — Nazareth.

Cette petite ville que l'Incarnation du Verbe Eternel a illustrée à jamais a 6.200 habitants environ : 2.000 musulmans, 2.000 grecs schismatiques et 2.200 catholiques ainsi répartis : 1.100 latins, 800 grecs-unis, et 300 maronites.

Au temps du Messie ce n'était qu'une pauvre bourgarde, ainsi que nous le fait conjecturer la parole de Nathanaël (S. Luc), mais dès les premiers temps du christianisme, la foule des pieux pèlerins qu'y attirait le sanctuaire de l'Annonciation rendit Nazareth florissante ; toutefois, après l'invasion des musulmans, elle vit disparaître sa prospérité.

Les croisés lui rendirent son lustre et en firent un siège archiépiscopal sur lequel se succédèrent six prélats durant le royaume latin de Jérusalem. En 1187, elle fut prise par Salah-ed-dyn, puis ravagée et brûlée par le féroce Bibars-ben-Doqdar en 1263. Le prince Edouard d'Angleterre vengea le massacre des chrétiens ; mais elle retomba bientôt sous le joug des musulmans qui la fait encore gémir. Il y a dans cette ville plusieurs établissements catholiques : le couvent des Pères Franciscains avec un noviciat, une école primaire pour les garçons et une hôtellerie pour les pèlerins ; les Clarisses y ont un monastère, les religieuses de Nazareth une école pour les petites filles : les grecs-unis une église paroissiale ainsi que les maronites ; les Franciscains sont curés des latins.

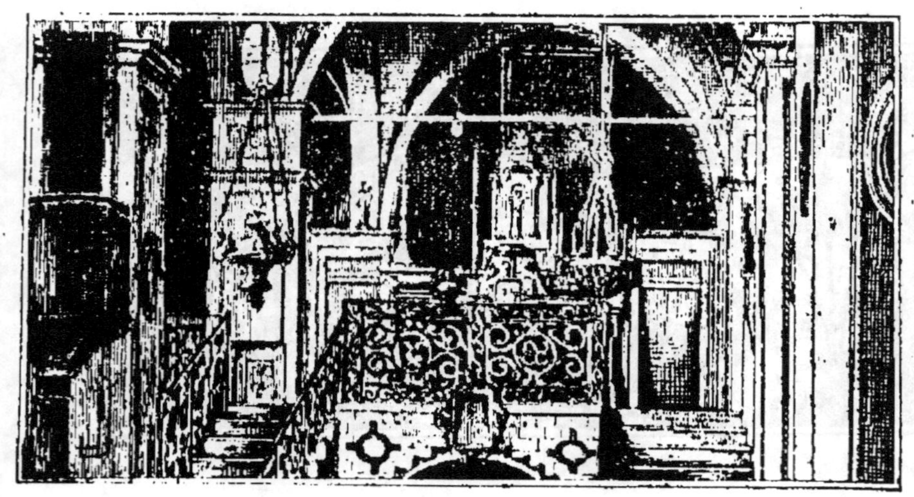

VI. — Sanctuaire de l'Annonciation.

Les descriptions du sanctuaire antérieures à la translation de la *Santa-Casa* nous parlent d'une grotte qui faisait partie de l'habitation de la très sainte Vierge et était enclavée dans l'église.

La sainte maison, visitée par saint François d'Assise en 1220, le saint roi Louis IX et la reine Marguerite en 1252, disparut de Nazareth en 1291, le 10 mai, et fut transportée à Tersate en Dalmatie, d'où elle fut portée, le 10 décembre 1294, à Recanati et enfin déposée, toujours miraculeusement, à Lorette (Italie) où les pieux pèlerins aiment à la vénérer.

Toutefois la Grotte, qui était comme un appartement de la sainte maison de Lorette, est restée à Nazareth et est actuellement une crypte située sous le maître-autel de l'église de l'Annonciation. Cette crypte se compose de deux grottes : l'une mesure 9 mètres 55 de longueur sur 4 mètres 9 de large ; c'est la chapelle de l'Ange, elle correspond à la Santa-Casa de Lorette ; la seconde, qui est creusée dans le roc, a environ 6 mètres de longueur sur 2 mètres 50 de largeur. C'est dans la première que se tenait l'archange Gabriel lorsqu'il annonça à Marie qu'elle allait être Mère de Dieu et c'est dans celle-ci que le Verbe s'est fait chair dans le sein immaculé de la très sainte Vierge.

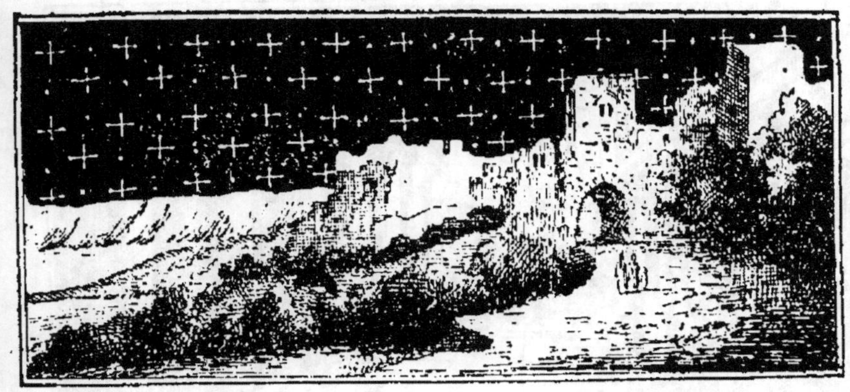

VII. — Bethléem.

Bethléem, qui vit naître le Sauveur du monde, est encore, comme au temps du Messie, une assez petite bourgade. Elle renferme près de 6.000 habitants, savoir : 3.200 catholiques, 2.500 schismatiques dont 750 arméniens et 1.750 grecs, une centaine de musulmans et une dizaine de protestants.

Dans l'Ancien Testament, Bethléem était connue surtout par les personnages qui y avaient vu le jour et par le tombeau de Rachel qui se trouve à un quart d'heure de là. C'est à Bethléem que sont nés Abezan qui fut un des juges d'Israël, David qui y fut sacré roi par Samuel, Joab général de ce saint roi, et aussi Mathan, dont le fils Jacob fut le père de saint Joseph, le pudique époux de la bienheureuse Vierge Marie.

La population de Bethléem est très industrieuse et s'occupe, en outre de la culture des vignes et des figues, de la confection d'innombrables objets de piété en nacre, coco et bois d'olivier, principalement de chapelets, croix, etc...

Les établissements de la ville sont : 1° le couvent des Pères Franciscains qui desservent l'église paroissiale ainsi que la grotte de la Nativité ; ils ont aussi une école fréquentée par 200 petits garçons ; 2° une école de jeunes filles dirigée par les Sœurs de Saint-Joseph qui ont aussi un dispensaire ; 3° un orphelinat tenu par D.-A. Belloni ; 4° un monastère de Carmélites françaises dont la direction est confiée aux Pères du Saint-Esprit de Betharram.

Vue de Bethléem.

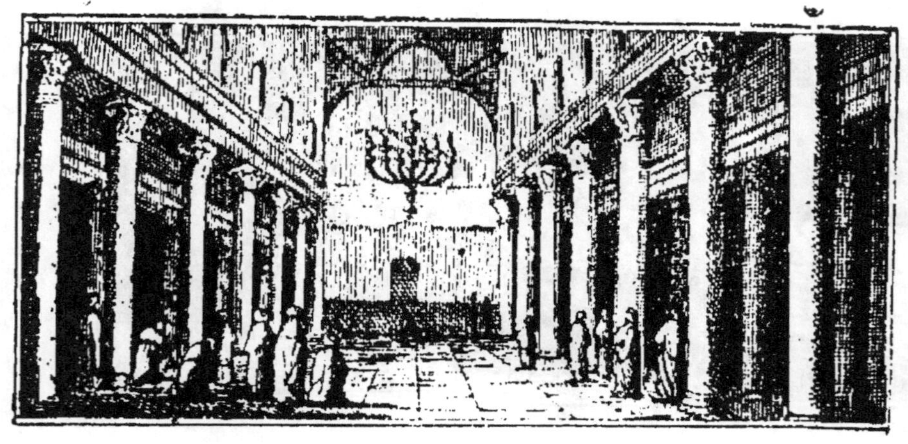

VIII. — Eglise de Bethléem.

Les premiers chrétiens édifièrent, sur le lieu de la Nativité du Sauveur du monde, un oratoire que l'empereur Adrien renversa pour y substituer un temple païen. Mais en 327, sainte Hélène commença, sur le même emplacement, la construction d'une basilique qui fut achevée en 333. Saint Jérôme, sainte Paule et sainte Eustochie vinrent se fixer auprès de la sainte grotte et bâtirent des monastères que les Pélagiens détruisirent en 414. La basilique fut restaurée par l'empereur Justinien vers 530. Elle fut, en 1020, miraculeusement préservée de la soldatesque envoyée par le sultan Hakem pour la détruire. C'est dans cette basilique que Baudouin Ier fut, en 1101, sacré roi de Jérusalem.

Malgré les droits des catholiques, le chœur et le transept de la basilique servent actuellement d'église paroissiale aux grecs et aux arméniens schismatiques, tandis que les cinq nefs sont profanées et servent de lieu de promenade sans être livrées au culte !

Elles sont composées de onze travées ayant une longueur totale de 33 mètres, et formées par quatre rangées de colonnes monolithes d'une espèce de marbre rouge veiné de blanc ; c'est sous le chœur, qui est à 0m70 centimètres au-dessus du sol de la nef, que se trouve la grotte de la Nativité dans laquelle on descend par un double escalier symétriquement placé des deux côtés du maître-autel.

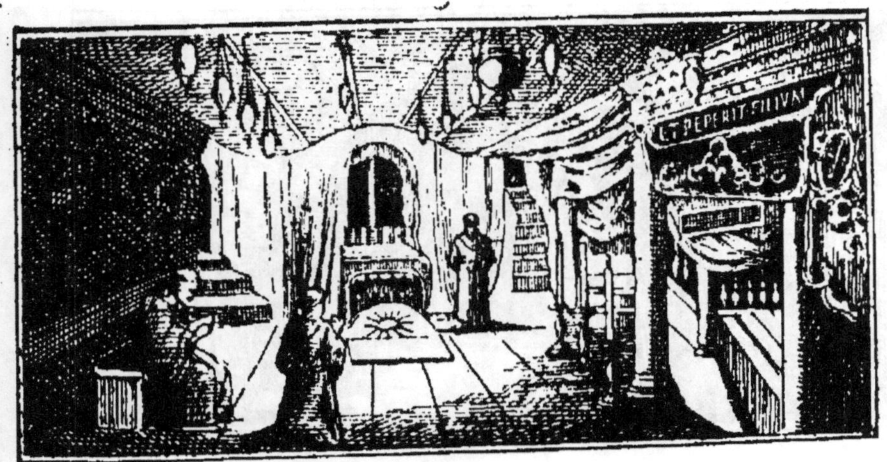

IX. — Grotte de la Nativité.

La crypte ou étable dans laquelle est né Notre-Seigneur Jésus Christ est un rectangle de 12 mètres sur 3 mètres 50 environ.

Autrefois, elle devait avoir une ouverture donnant sur la campagne vers l'Est; aujourd'hui, elle en a trois, deux qui donnent dans la basilique, et une dernière qui la fait communiquer avec une autre grotte dite *de saint Joseph*, parce que ce patriarche y était en prière quand la très sainte Vierge mit au monde notre divin Sauveur.

De cette grotte, on passe dans celle des saints Innocents, ainsi appelée parce qu'il y a sous l'autel un caveau dans lequel on a recueilli leurs ossements.

De là, on peut se rendre par un escalier à l'église paroissiale des Pères Franciscains, et, par une autre ouverture, aux autels élevés sur les tombeaux de saint Eusèbe, de sainte Paule, de sainte Eustochie et de saint Jérôme,

Toutes ces grottes sont la propriété des Franciscains. Dans celle de la Nativité, ils ont un autel à l'endroit où Notre-Seigneur fut adoré par les Mages; au lieu même de la Nativité, ils ont placé une étoile d'argent avec une inscription latine rappelant le mystère de la naissance de l'Homme-Dieu.

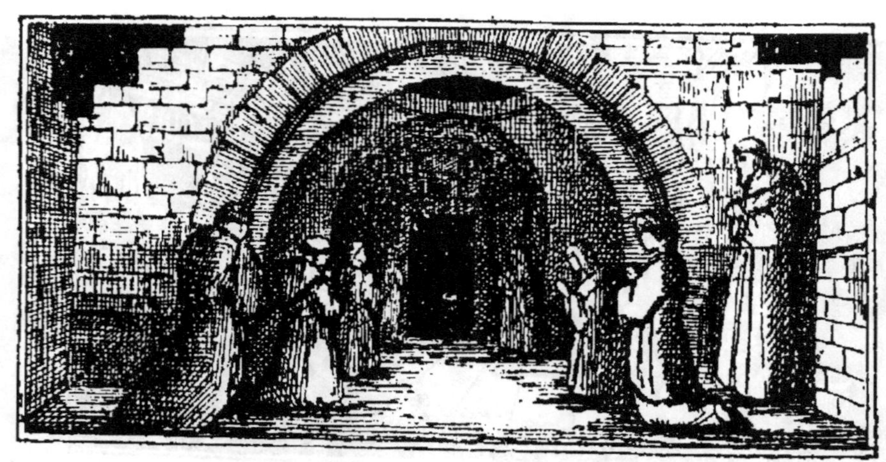

X. — Grotte du lait.

D'après la tradition, dans sa fuite en Egypte, la Sainte Famille se réfugia, pour y passer la nuit en sécurité, dans cette *Grotte du lait* située à dix minutes du sanctuaire de la Nativité. La tradition ajoute que la sainte Vierge, en allaitant son divin Fils, laissa tomber quelques gouttes de lait qui ont donné à la pierre de la grotte la vertu d'augmenter celui des nourrices qui en prennent un peu délayé dans de l'eau.

Cette grotte fut rachetée en 1494 par les Franciscains qui la possédaient déjà en 1375, époque où une Bulle du Pape leur permit d'y bâtir un oratoire et une résidence. En 1864, les grecs s'y rendirent de nuit, en brisèrent les portes et s'en emparèrent; mais on parvint à les en chasser.

Les Franciscains desservent ce sanctuaire pour lequel les Bethléemites ont une grande dévotion.

« O Jésus vivant en Marie, venez et vivez en nous dans votre esprit de sainteté, dans la plénitude de votre puissance, dans la perfection de vos voies, dans la vérité de vos vertus, dans la communion de vos divins mystères ; dominez en nous sur toutes les puissances ennemies, dans la vertu de votre esprit et pour la gloire de votre Père. Ainsi soit-il. »

12 La grotte du lait.

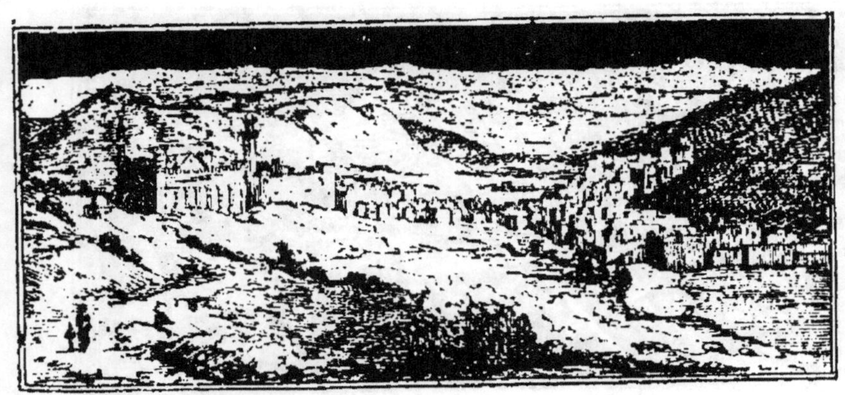

XI. — Hébron.

Cette ville est une des plus anciennes du monde ; l'Ecriture Sainte nous la mentionne sous le nom de Kariat-Arbaà.

Située dans la tribu de Juda, au sud de Jérusalem, elle est célèbre par le sacre de David qui y régna sept ans avant d'être maître de tout Israël, par la naissance de saint Jean-Baptiste et par le voisinage de la caverne où furent enterrés Abraham et Sara, Isaac et Rébecca, Jacob et Lia.

La Sainte Famille fuyant en Egypte a dû passer par Hébron, Cette ville, où il n'y a pas de chrétiens, contient 8.000 habitants tous musulmans, sauf environ 600 juifs. Il y a, dans l'enceinte de la cité, une forteresse bâtie probablement par les croisés; mais le principal monument d'Hébron est assurément la mosquée d'Abraham, ainsi appelée parce que les musulmans y vénèrent le tombeau de ce saint Patriarche qu'ils appellent *Ibrahim-el-Klalyl.*

Hélène, mère de Constantin, y avait fait bâtir une église.

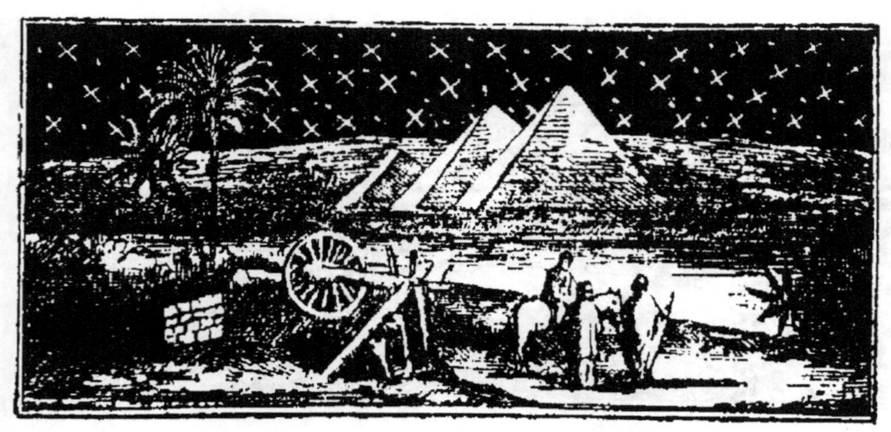

XII. — La Sainte Famille au Caire.

Le Caire n'existait pas encore, non plus que Boulaq, ni le Vieux-Caire ; mais une forteresse jadis élevée par les Babyloniens lorsqu'ils avaient envahi l'Egypte, longtemps avant l'ère chrétienne, avait gardé le nom de ses fondateurs ; on l'appelait Babylone. Les Romains s'en servirent comme d'une immense caserne dans laquelle ils placèrent une de leurs légions. Autour de cette forteresse, une petite ville s'était formée qui persista jusqu'au moyen âge sous le nom de Babylone ; elle est maintenant attenante au Vieux-Caire, relié lui-même au grand Caire dont Boulaq n'est qu'un quartier.

Dans cette Babylone se trouve une église avec une crypte qui, d'après la tradition, aurait servi d'habitation à la Sainte Famille pendant son séjour en Egypte. Cette église dès 1303 appartenait aux Franciscains qui la desservaient et restaient dans un petit couvent tout proche du sanctuaire. Mais déjà depuis plusieurs années (1860), les coptes schismatiques, par la protection du vice-roi d'Egypte, se sont emparés du sanctuaire que les catholiques peuvent pourtant visiter.

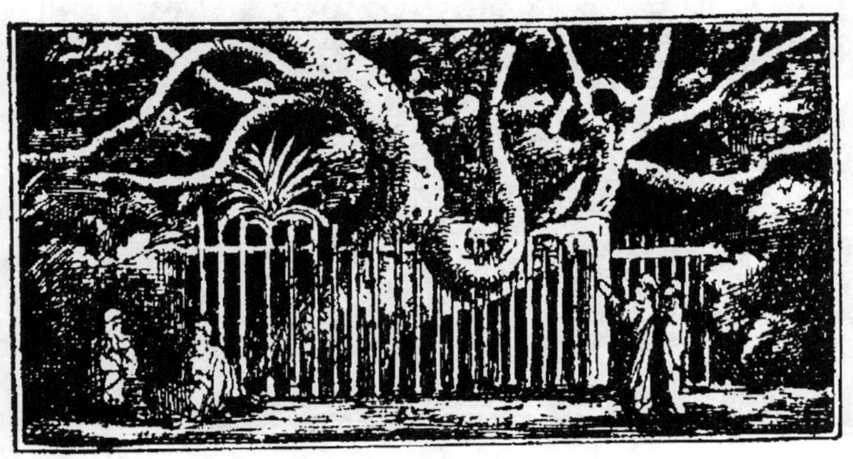

XIII. — L'arbre de la Vierge.

A 9 kilomètres à l'est de la capitale de l'Egypte, on voit les ruïnes de l'ancienne Héliopolis. C'est dans cette ville que les idoles furent renversées, selon la tradition, lorsque le Sauveur entra en Egypte.

A moins d'un kilomètre de là se trouve le pauvre village de Matarieh, célèbre par la *fontaine* et l'*arbre* dits *de la Vierge*. La fontaine est une noriah ou puits à chapelet dont l'eau qui était amère est devenue douce depuis qu'elle a servi à l'Enfant Jésus. Il y avait vers cette fontaine une église très ancienne ; or, comme elle était déjà en ruines, les Franciscains, qui possédaient alors la fontaine, reconstruisirent, en 1597, une nouvelle église dont il ne reste actuellement pas plus de traces que de la première.

Quant au *sycomore* ou *arbre de la Vierge*, la légende rapporte que, la sainte Vierge s'étant assise au pied de cet arbre, il inclina miraculeusement son feuillage pour garantir l'Enfant Jésus des brûlantes ardeurs du soleil. Cet arbre resta depuis lors l'objet de la vénération des fidèles. En 1656, le vieux sycomore tomba de vétusté et les Franciscains en conservèrent pieusement les débris dans leur sacristie du Caire. Mais de la souche desséchée a poussé un rejeton, et c'est celui qu'on va visiter aujourd'hui, de sorte que si les racines ont près de 2.000 ans, l'arbre seul n'a que 231 ans.

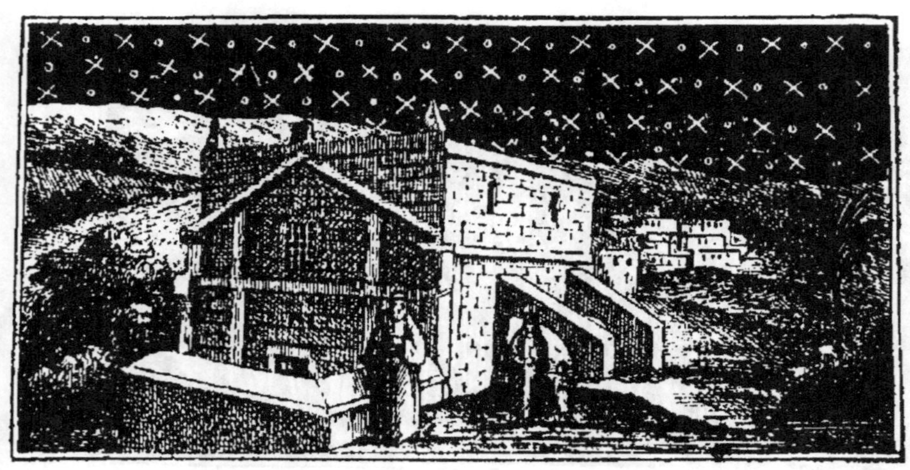

XIV. — Atelier de saint Joseph.

Lorsque la Sainte Famille vint, au retour d'Égypte, se fixer à Nazareth, elle habita la *Santa-Casa* dont nous avons parlé. Mais, selon l'usage en Orient, où les magasins et les ateliers sont tous réunis loin des habitations, saint Joseph travaillait de son état de charpentier dans une boutique séparée du sanctuaire de l'Annonciation. Cet *atelier* est devenu un oratoire où le travail a été sanctifié par le père putatif de Notre-Seigneur Jésus-Christ et le Sauveur lui-même, qui ne craignait point d'aider le saint patriarche dans ses rudes travaux.

L'*atelier de saint Joseph* a toujours été vénéré par les chrétiens; mais, les Turcs s'en étant emparés, les Franciscains durent le racheter à grand'peine et à plusieurs reprises, dont la dernière en 1858. Ce saint *atelier* est un lieu de pèlerinage fréquenté par tous les chrétiens que leur dévotion appelle à Nazareth, mais surtout le 19 mars et le troisième dimanche après Pâques.

« Ici les sueurs de Jésus ont coulé et peut-être aussi quelques gouttes de son sang : c'était le prélude des sueurs et du sang de Gethsémani et du Calvaire! Son doux visage d'enfant en a été arrosé : Marie et Joseph les essuyaient pieusement et les Anges sans doute les recueillaient aussi pour en enrichir le ciel.

« Ici, comme à Bethléem, comme en Égypte, comme à Jéru-

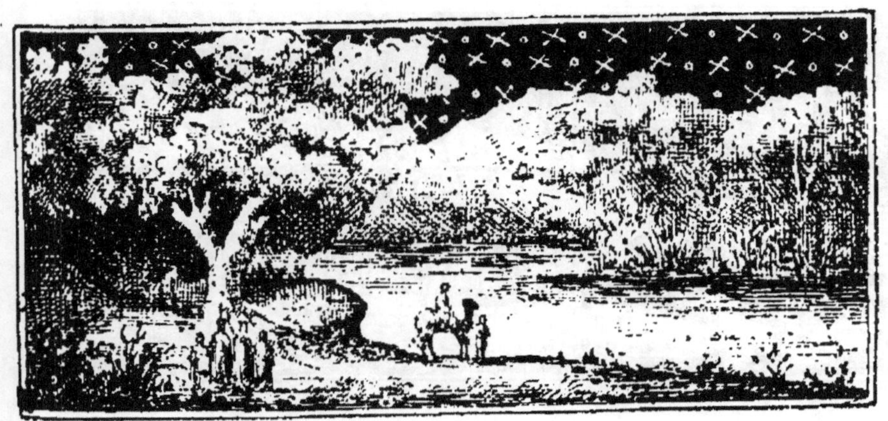

salem, Jésus a versé des larmes : le travail était rude et pénible, et le Sauveur se prêtait à ce dur labeur par compassion pour l'ouvrier et pour lui enseigner le moyen de trouver son salut dans le métier d'artisan. Avec quel respect l'ouvrier chrétien s'agenouille en ce sanctuaire pour demander la bénédiction de son travail ! Il sort de là meilleur. » (*Echos du IVe Pèlerinage.*)

XV. — Le Jourdain.

Le Jourdain prend sa source au pied du grand Hermon, traverse le lac de Tibériade et se jette dans la mer Morte. Son cours est rapide et impétueux ; avant le cataclysme qui détruisit la Pentapole, il baignait les campagnes qu'il traversait ; mais depuis la dépression qu'a subie la mer Morte, il ne fertilise que bien peu ses rives. Ce fleuve est connu par le miracle opéré par Josué qui en sépara les eaux et le fit ainsi traverser à pied sec par tout le peuple juif. (Josué, III, 10.) Plus tard ce prodige fut renouvelé par les prophètes Elie et Elisée. (II Rois, XVII, 22.) Ce sont les eaux de ce fleuve qui, selon la promesse d'Elie, guérirent de la lèpre Naaman, général syrien. Mais ce qui le rend encore plus célèbre et plus cher aux chrétiens, c'est que Notre-Seigneur voulut être baptisé dans ses eaux par saint Jean-Baptiste. (S. Matth., III.)

Le parcours du Jourdain est d'environ cinquante lieues. A son embouchure règne un été continuel, on n'y a jamais moins de 30 degrés de chaleur.

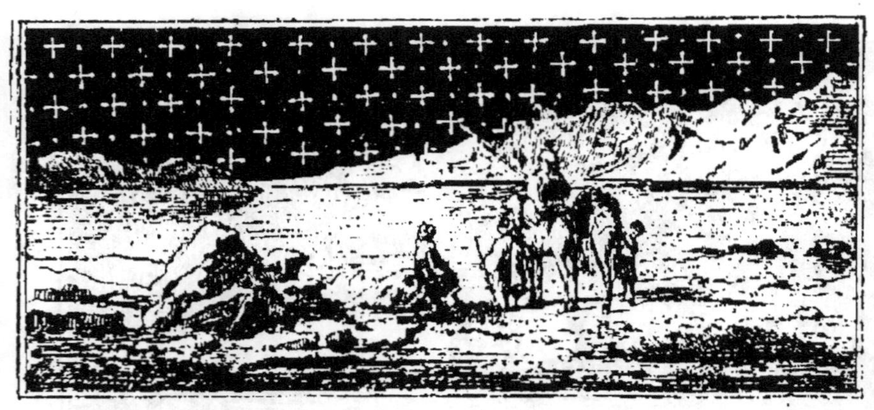

XVI. — La mer Morte.

La mer Morte, ou lac Asphaltite, est le monument le plus terrifiant de la justice de Dieu. D'une plaine dont la fertilité n'avait pas d'égale, le Seigneur, pour châtier les abominations de ses habitants, fit un lac d'où la vie est chassée.

La mer Morte, située à 392 mètres au-dessous de la Méditerranée, a 25 lieues de longueur sur 4 ou 5 de largeur. Les eaux de ce lac sont si salées que les poissons ne peuvent y vivre, et ceux que le courant y amène du Jourdain et des autres fleuves y meurent aussitôt. Les villes détruites de la Pentapole (Sodome, Gomorrhe, Adama, Séboïm et Ségor) sont, les unes ensevelies dans les eaux du lac, et les autres sur son rivage. Il n'y a nulle végétation sur ses bords, tant la malédiction de Dieu est encore visible après plus de 5.000 ans.

« Cette vallée stérile, au fond de laquelle, à des profondeurs incalculables, une mer empoisonnée a creusé son lit, pour engloutir des villes coupables, est l'image la plus énergique et la plus vraie de l'enfer. Or, planant au-dessus de ces abîmes apparaît la radieuse image du ciel, la montagne des Oliviers, le piédestal de l'éternité bienheureuse, le lieu désigné pour le jugement dernier. Comment le pèlerin saisi de ces contrastes divins n'élèverait-il pas ses yeux, ses mains et son cœur vers le trône éternel où Jésus-Christ est assis à la droite du Père ?... »

(*Echos du IVe Pèlerinage.*)

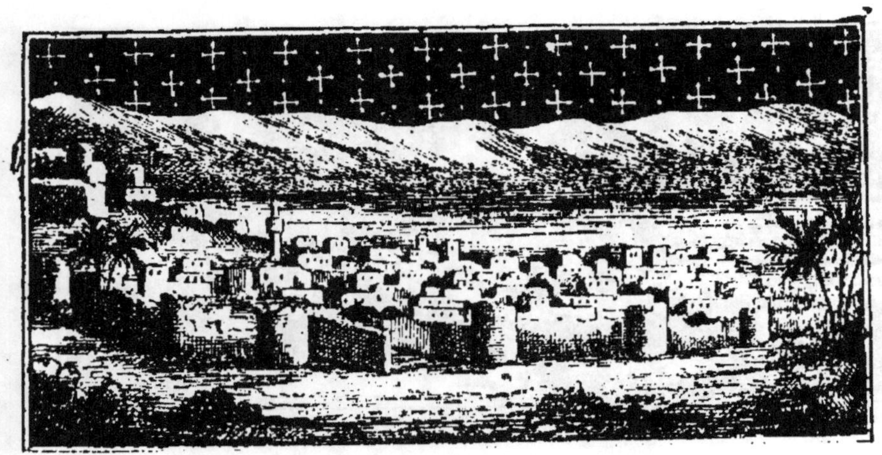

XVII. — Tibériade.

Cette ville fut fondée dix-sept ans avant l'ère chrétienne par Hérode Antipas, qui lui donna le nom de l'empereur régnant alors à Rome (Tibère).

Après la destruction de Jérusalem, les Juifs se réfugièrent à Tibériade et la rendirent célèbre par leurs écoles talmudiques. Les chrétiens s'y établirent au IVe siecle et y avaient un évêque au Ve. Au temps du royaume latin, il y avait aussi un évêque suffragant de l'archevêque de Nazareth.

Tibériade a une population de 3.500 habitants dont 350 grecs-unis et une vingtaine de latins, 2.500 juifs, le reste est musulman.

L'église paroissiale des Pères Franciscains s'élève à l'endroit où, sur le bord du lac de Génésareth, Notre-Seigneur confia à saint Pierre les clefs de son Eglise. (S. Jean, XXI.) Ce sanctuaire, restauré d'abord en 1846, a été rebâti en 1870.

Le lac de *Génésareth* ou de *Tibériade*, sur lequel Notre-Seigneur a fait tant de miracles, a 5 lieues de longueur sur 2 et demie de largeur; il baigne Tibériade et Capharnaüm : non loin de ses bords, se trouvent les ruines de Bethsaïda, patrie des apôtres saint Pierre, saint André et saint Philippe, et celles de Magdala, berceau de sainte Marie-Madeleine.

Vue de Tibériade.

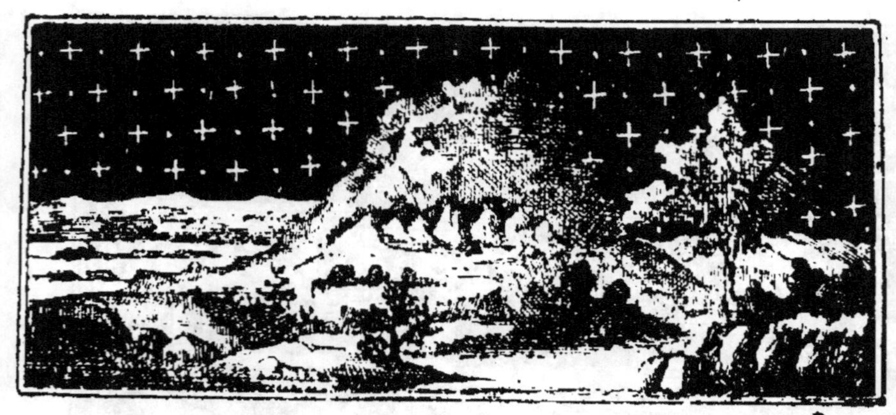

XVIII. — Mont Thabor.

Cette montagne, si célèbre dans l'Ancien Testament, l'est devenue surtout parce que Notre-Seigneur daigna y révéler sa gloire à ses apôtres bien-aimés : Pierre, Jacques et Jean. Elle est la plus haute de la Galilée et s'élève à 610 mètres au-dessus de la mer, à 855 mètres au-dessus du lac de Tibériade et à 200 mètres au-dessus de l'immense plaine d'Esdrelon qui se déroule à ses pieds vers le Sud. Ce qui en fait la beauté et la splendeur c'est qu'elle est isolée et en avant des montagnes de la Galilée, et qu'elle est couronnée par un magnifique plateau de 550 mètres de longueur sur 250 de largeur.

Les fidèles vénérèrent toujours ce lieu témoin de la Transfiguration du Sauveur, et sainte Hélène, qui le visita en 326, y fit élever un monastère et une belle église.

Sainte Paule y vint pendant le ɪvᵉ siècle. Dans le vɪᵉ, saint Antonin y trouva déjà trois églises. Au vɪɪᵉ siècle, il y avait sur la montagne un grand couvent. Pendant le vɪɪɪᵉ, saint Willibald parle aussi d'un couvent, et d'une église consacrée à Moïse et à Elie. Des Bénédictins de Cluny, qui avaient fondé un second couvent, furent tous égorgés par les Sarrasins en 1113. Jean Phocas, qui a visité le Thabor à la fin du même siècle, y a trouvé deux couvents qui avaient été rétablis, l'un grec, l'autre

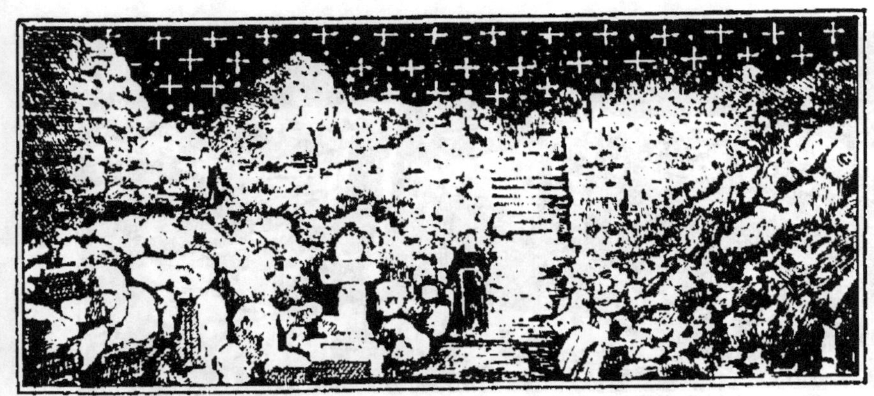

latin. Vers l'an 1209, Malek-Adel fit raser l'église et les couvents, et sur les ruines il éleva une citadelle qui plus tard fut détruite par les Sarrasins eux-mêmes. En 1262 Bibars porta la mort et la dévastation sur la montagne sainte. Louis IX y est monté plusieurs fois.

Les Franciscains de Nazareth allaient souvent prier sur le Thabor ; mais, toujours persécutés, ils n'acquirent la propriété indiscutable du plateau de la sainte montagne qu'en 1631, époque où le Père Jacques de Vendôme l'obtint de son ami et néophyte, l'émir Fakhr-ed-dyn. Pourtant les musulmans ne leur permirent qu'en 1763 d'y bâtir une chapelle qui s'écroula en 1858. En 1874 ils y élevèrent une petite résidence ainsi qu'une chapelle et purent opérer des fouilles qui amenèrent la découverte des soubassements de la grande basilique édifiée par sainte Hélène ; un autel monumental y a été dressé en attendant que des temps meilleurs leur permettent de rebâtir l'église dans ses antiques et imposantes proportions.

« O Dieu qui, dans la Transfiguration glorieuse de votre Fils unique, avez confirmé les mystères de la foi par le témoignage de vos prophètes et qui, par une voix céleste sortie d'une nuée lumineuse, avez admirablement annoncé la parfaite adoption de vos enfants, faites que nous devenions les cohéritiers du Roi de gloire, et que nous participions un jour à cette même gloire. Ainsi soit-il. »

Ruines de l'église de la Transfiguration.

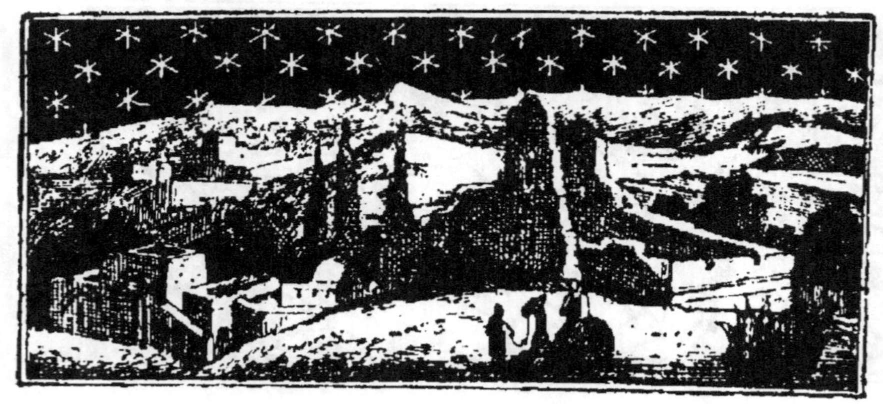

XIX. — Béthanie.

Béthanie était, après Jérusalem, Betheléem et Nazareth, le lieu le plus cher à Notre-Seigneur qui aimait Lazare et se plaisait à venir se reposer dans la maison de cet hôte privilégié. Le tombeau d'où Lazare sortit ressuscité à la voix du Sauveur existe encore, mais les églises bâties successivement en ce lieu par la piété constante et généreuse des chrétiens d'autrefois ont disparu. L'entrée primitive ayant été murée par les Arabes, les Franciscains construisirent l'escalier par lequel on descend présentement dans le sanctuaire. Celui-ci se compose de deux petits appartements. L'un est celui où se tenait Notre-Seigneur lorsqu'il s'écria : « Lazare, sortez ! » On y voit encore la porte cintrée et murée dont nous avons parlé. L'autre, en contre-bas du premier, et dans lequel on ne peut se rendre qu'en se courbant beaucoup, est le tombeau de Lazare ; c'est là qu'il avait été enseveli : cette chambre est un carré de trois mètres de côté.

Quant à la maison des pieuses sœurs sainte Marthe et sainte Madeleine (S. Luc, x), elle avait été dès les premiers temps convertie en oratoire ; les Pères Franciscains l'ont fait reconstruire et la possèdent depuis 1868.

XX. — Le Cénacle.

Ce sanctuaire à jamais vénérable parce que Notre-Seigneur y mangea la dernière Cène avec ses Apôtres, leur lava les pieds, y institua la divine Eucharistie qu'il nous laissait comme le testament et le monument de son amour éternel et infini et adressa à ses Apôtres, avant de se livrer à ses bourreaux, le sublime discours que nous rapporte saint Jean ; ce sanctuaire, si vénérable encore parce que c'est là que Notre-Seigneur apparut à ses Apôtres après sa Résurrection, parce que c'est là qu'ils se réunissaient persévérant dans la prière, parce que c'est là enfin qu'ils reçurent le Saint-Esprit au jour de la Pentecôte, le Cénacle n'appartient plus aux chrétiens depuis trois siècles et se trouve entre les mains des infidèles !

Ce sanctuaire, si cher au cœur de tous les chrétiens, était devenu une église fréquentée ; sainte Hélène la rebâtit, en respectant l'agencement des lieux, c'est-à-dire qu'elle éleva deux églises superposées, comme elles avaient existé jusqu'alors. Les croisés firent de même ; mais leur édifice fut en partie détruit par les musulmans, après l'anéantissement du royaume latin.

Les Franciscains vinrent, avec leur patriarche saint François, s'établir en 1219 auprès du Cénacle où ils bâtirent une résidence en 1222. En 1245 les chrétiens et tout le clergé de Jérusalem

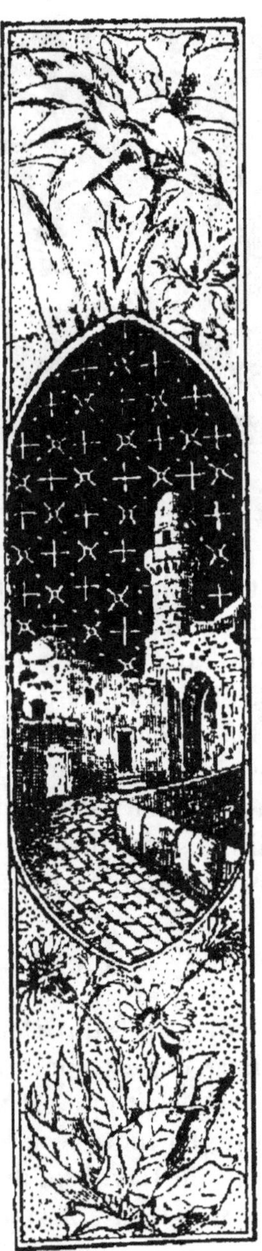

Le Cénacle.

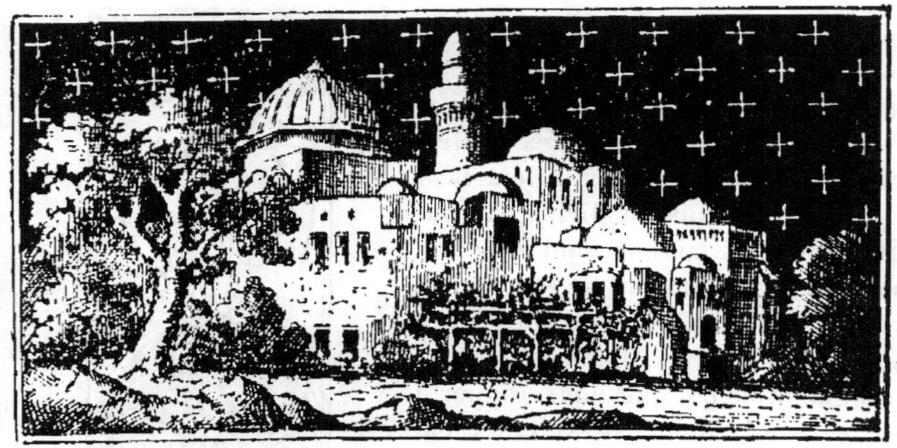

ayant été massacrés, il n'y eut que des Franciscains à revenir pour desservir les saints Lieux du catholicisme. En 1291 les derniers catholiques d'Europe restant en Palestine sont massacrés à Saint-Jean d'Acre avec 52 Franciscains et 74 Clarisses ; mais de nouveaux enfants de saint François reviennent aussitôt, et en 1304 ils restaurent le couvent du Cénacle, qu'ils agrandissent en 1333, époque où la possession du sanctuaire leur est confirmée de nouveau par le sultan d'Egypte. Après bien des vicissitudes, ils en sont définitivement chassés, en 1551, par les musulmans, et, jusqu'à nos jours, ils n'ont pu le recouvrer.

Que Dieu daigne le leur rendre, et, par eux, à son Eglise !

XXI. — Eglise du Cénacle.

La salle du saint Cénacle, qui a 14 mètres de longueur sur 9 de largeur, est construite évidemment dans le style gothique du XIVe siècle : elle est au premier étage et les musulmans l'ont convertie en mosquée, sous prétexte qu'au-dessous se trouve le tombeau de David qu'ils vénèrent comme prophète.

« En y entrant, il vous monte au cœur une tristesse indicible. Eh quoi ! c'est dans cette enceinte profanée et nue que les plus grands des mystères, après l'Incarnation et la Rédemption, se sont accomplis !

21 Eglise du Cénacle.

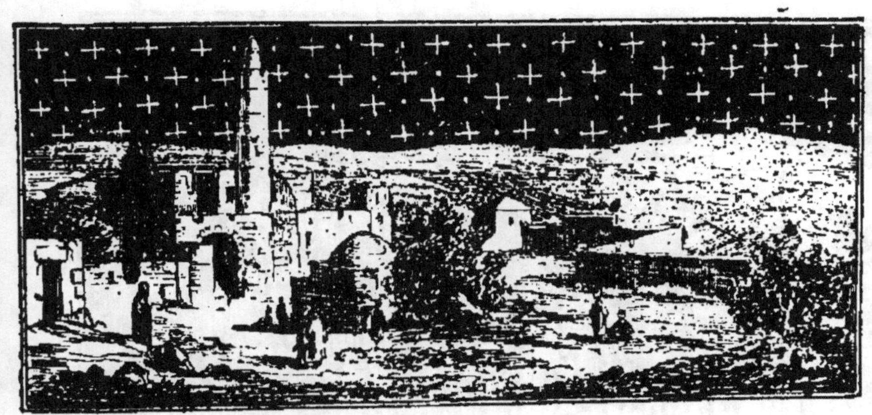

« Plus d'autel, là où fut dressé le plus sublime autel ! Plus de prêtre et de sacrificateur, là où le divin Prêtre, Sacrificateur et Victime, s'est offert pour devenir la nourriture de nos âmes ! Plus de tabernacle, là où la première Hostie sans tache a été élevée vers le ciel ! Plus de table eucharistique sur le lieu de la première communion des Apôtres ! Plus d'adorateurs ! plus de prières ! plus d'actes d'amour et d'immolation ! Ah ! quel cœur catholique assez indifférent pour n'être pas déchiré à la pensée de ces contrastes. » (*Echo du IVe Pèlerinage.*)

XXII. — La Tour de David.

« La maison où vécut la sainte Vierge après la descente du Saint-Esprit, et où il est probable qu'elle mourut, était attenante au Cénacle.

« A quelques pas de cet endroit s'élève la tour de David. Relevée à la suite de divers accidents, cent fois réparée, rebâtie par Hérode, couronnée de créneaux et de machicoulis par les Pisans, au moyen âge occupée par les princes de la Croisade, habitée aujourd'hui par les soldats turcs, elle domine fièrement non seulement la citadelle et les monuments du voisinage, mais encore la ville et les collines environnantes. La base, composée d'énormes blocs en bossage, remonte à la plus haute antiquité. »

(Bourrassé : *La Terre sainte.*)

La tour de David (Mont Sion).

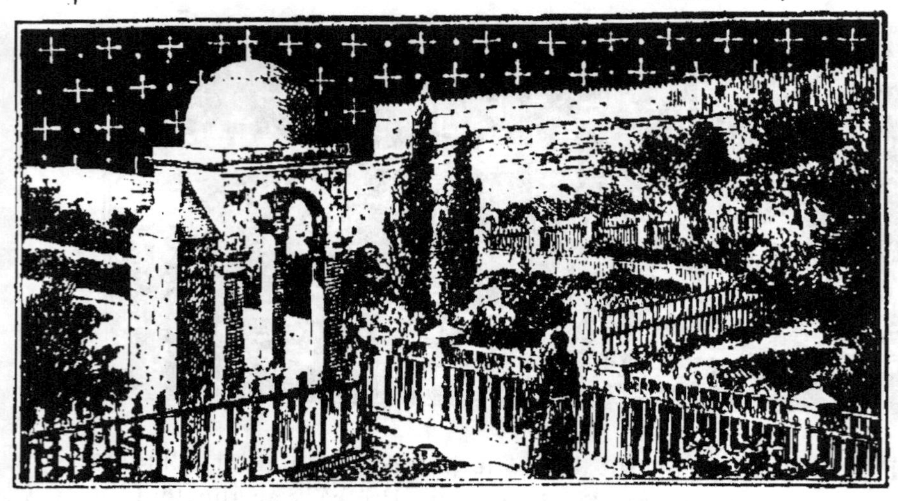

XXIII. — Jardin de Gethsémani.

Le lieu où Notre-Seigneur avait coutume d'aller avec ses disciples, où il se rendit après la dernière Cène et où le livra le traître Judas est maintenant un enclos rectangulaire d'une cinquantaine de mètres ; les Franciscains purent l'acheter en 1679 et l'emmurèrent en 1848. Dans ce *Jardin* on vénère huit oliviers énormes de 8 mètres de circonférence, que l'on croit contemporains du Sauveur. Tout à côté de ce jardin, en face de la porte d'entrée, est le lieu où les Apôtres furent laissés avec l'ordre de veiller et de prier pendant que Notre-Seigneur se retirait un peu à l'écart et entrait dans la Grotte de l'Agonie, éloignée d'environ 60 mètres.

« Ici l'âme magnanime du très doux Jésus a été livrée à des luttes, à des terreurs dont nous n'avons qu'une idée bien imparfaite. Ici un acte de contrition immense et d'une perfection absolue est monté vers le ciel pour tous les péchés passés, présents et futurs du genre humain. Ici enfin la terre a été trempée de la sueur de sang qui s'échappa de la face et de tout le corps du divin Sauveur renversé à terre. » (Frère Liévin.)

« Seigneur Jésus, qui êtes tombé ici en agonie pendant votre longue prière et la méditation de votre cruelle mort ; vous qui

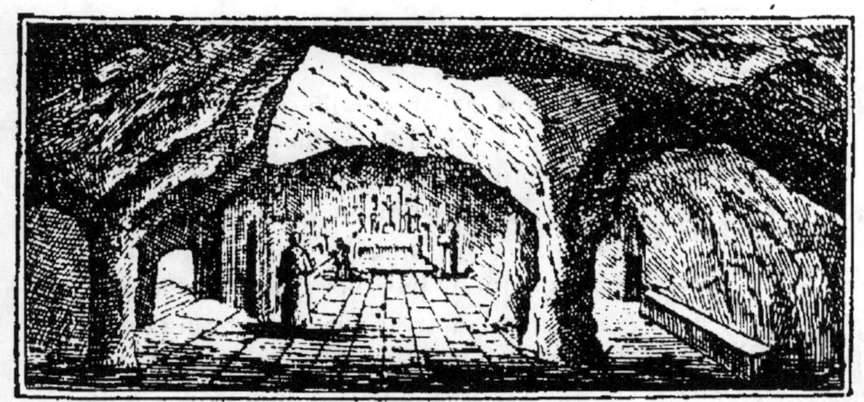

avez voulu être fortifié par l'apparition d'un ange, faites-nous la grâce que le jour et la nuit votre agonie demeure fixée dans notre cœur, afin que pour vous notre Dieu qui avez souffert tant de peines amères, nous vivions dans une agonie perpétuelle, perpétuellement fortifiés et gardés par votre ange. Ainsi soit-il. »

XXIV. — Grotte de l'Agonie.

Ce sanctuaire, dont le nom seul émeut si profondément les cœurs chrétiens, en souvenir des douleurs indicibles du Sauveur et de sa sueur de sang à la vue de l'ingratitude des hommes, a été de tout temps vénéré par les chrétiens. Dès les premiers siècles ils élevèrent au-dessus de la Grotte une église aujourd'hui détruite.

Les Franciscains ont la propriété de ce sanctuaire depuis 1361, mais ils n'en ont la jouissance que depuis 1392. Les Grecs s'en emparèrent en 1757 par ordre des Turcs ; mais le maréchal Brune, alors ambassadeur de France, le fit rendre en 1802 aux Franciscains qui y célèbrent la messe tous les jours et y ont dressé trois autels.

« O Seigneur Jésus, qui, dans la grotte de Gethsémani, nous avez, par vos paroles et votre divin exemple, appris à prier pour vaincre nos tentations, accordez-nous de compatir aux angoisses de votre Cœur agonisant, d'être assez pieux et fidèles pour ne plus vous offenser et mériter ainsi d'être au Ciel avec vous ! »

La grotte de l'Agonie.

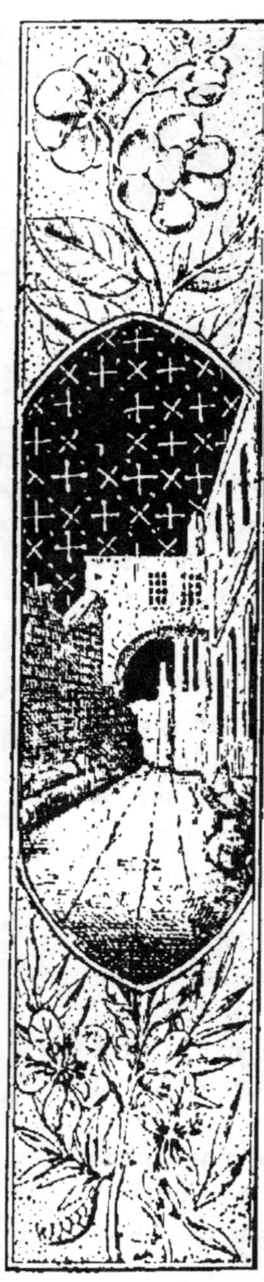

Arcade
de l'Ecce Homo.

XXV. — Arcade de l'Ecce Homo.

Après avoir été flagellé et couronné d'épines, Notre-Seigneur fut présenté au peuple juif par Pilate qui s'écriait tout en le déclarant innocent : « Voila l'Homme ! On indique une grande arcade sous laquelle passe la *Voie Douloureuse*, comme l'endroit où Notre-Seigneur a été offert en spectacle aux Juifs qui, loin de s'attendrir à la vue des plaies que lui avait causées la Flagellation, s'écriaient, en proie à une fureur et à une haine sataniques : « Crucifiez-le ! Qu'il soit crucifié ! »

Cette arcade était soutenue par deux autres plus petites ; l'une, celle de gauche (en venant du sanctuaire de la Flagellation), a disparu ; celle de droite se trouve dans l'église de l'*Ecce Homo* appartenant à l'établissement de Notre-Dame de Sion.

✣

« Hélas, Seigneur, ne sont-ce pas nos péchés qui ont causé vos tourments, et les bourreaux de Jérusalem n'ont-ils pas été armés par nos infractions à votre loi sainte ? O divin Sauveur, accordez-nous la grâce d'avoir un sérieux repentir de nos fautes et un ferme propos de nous en corriger ! »

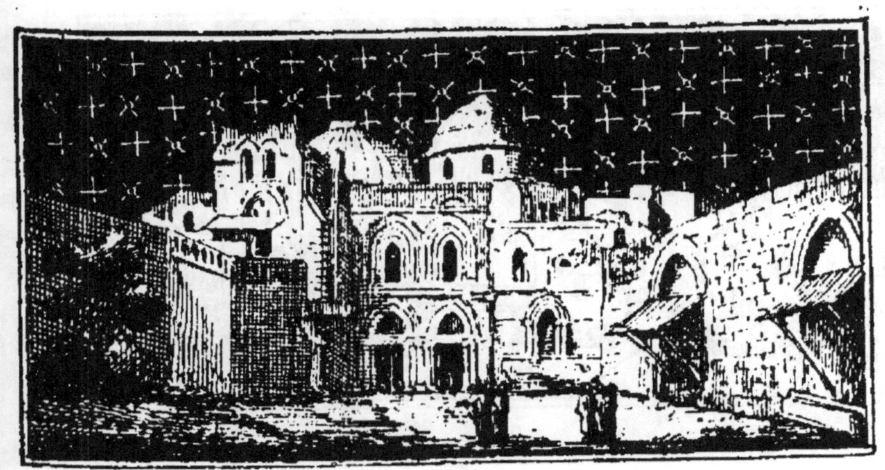

XXVI. — Saint-Sépulcre ; extérieur.

L'immense basilique du Saint-Sépulcre se compose de quatre parties bien distinctes, qui étaient autrefois des temples séparés. C'est d'abord celle du Calvaire, puis la belle église de la Résurrection ; en troisième lieu, la crypte de l'Invention de la Sainte Croix qui, s'étendant en dehors de la basilique, était autrefois placée sous une autre église aujourd'hui complètement ruinée ; enfin, la chapelle de l'Apparition avec le petit couvent sans air, ni lumière, habité par les Pères Franciscains qui desservent le sanctuaire.

Cette vaste enceinte n'a qu'une seule porte dont la clef est entre les mains des musulmans qui ne l'ouvrent qu'à beaux deniers comptants. Les Franciscains, qui vivent dans leur petit couvent, reçoivent leur nourriture par un guichet pratiqué dans le portail de la basilique.

Nous ne connaissons rien de plus terrible ni de plus humiliant pour les catholiques, que ce fait, de voir les musulmans, ces ennemis de notre foi, détenir les clefs de ce sanctuaire où s'est opéré la Rédemption et n'en ouvrir la porte qu'à leur gré et à prix d'argent !

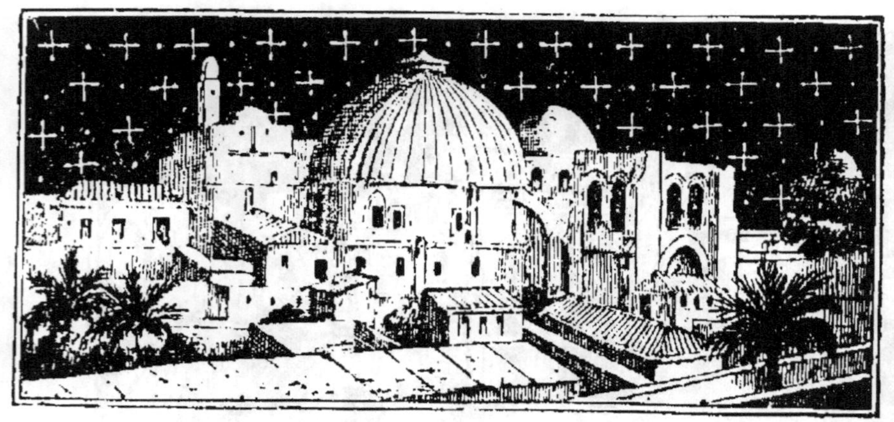

Autrefois le Calvaire et le tombeau de Notre-Seigneur étaient en dehors de la ville dont l'enceinte avait, là, la forme d'un fer à cheval, dans le centre duquel s'élevait le rocher du Calvaire.

Plus tard, des habitations ayant été bâties et la ville s'étant agrandie de ce côté, on l'enferma dans l'enceinte de la cité lorsque l'on en rebâtit à nouveau les murailles. De sorte que, maintenant, le mont Sion est hors de la ville moderne et le Calvaire à l'intérieur, contrairement à ce qui existait autrefois.

Le Calvaire n'est pas à proprement parler une montagne ; c'est plutôt comme un petit mamelon sur le penchant de la colline, de sorte que l'on descend en se rendant du Cénacle au Calvaire, mais le chemin monte, au contraire, de la ve station au Golgotha.

En 136, l'empereur Adrien fit raser les oratoires élevés sur le Calvaire et sur le tombeau du Sauveur, et les remplaça par des temples dédiés aux divinités impures du paganisme. Les chrétiens furent ainsi contraints à ne vénérer que de loin ces lieux bénis à jamais. Aussi, ce fut pour eux un bien beau jour que celui où, Constantin étant converti, on vit arriver à Jérusalem sa pieuse mère sainte Hélène qui purifia ces endroits souillés par les temples païens qu'elle détruisit et y éleva quatre belles églises : celle du Calvaire, celle de la Résurrection, celle de la sainte Croix et celle de la sainte Vierge.

 Vue du dôme du Saint-Sépulcre.

Chosroès les renversa en 614, mais elles furent reconstruites bientôt après, quoique sur de moins splendides proportions. Les musulmans qui s'emparèrent de Jérusalem en 636 les respectèrent : il n'en fut pas de même du féroce Hakem, calife d'Égypte, qui détruisit complètement ces sanctuaires en 1010. Pourtant la rotonde du Saint-Sépulcre et les trois autres églises étaient déjà relevées en 1048. Les croisés, entrés à Jérusalem à la fin du même siècle, réunirent ces quatre sanctuaires principaux en une seule basilique, celle que nous voyons encore de nos jours et dont ils placèrent au sud la façade principale qui sert encore d'entrée.

Après le départ des croisés, Jérusalem resta sans clergé, mais en 1219 les Franciscains commencèrent à célébrer les saints offices dans les célèbres sanctuaires : le sultan Bibars-el-Chéryb leur en accorda la propriété et, en 1230, le Pape Grégoire IX les en constitua gardiens par une bulle solennelle.

C'est au prix de maintes persécutions qu'ils sont restés fidèles à cette mission spéciale : en 1245, les Kharesmiens massacrent dans le Saint-Sépulcre même tous les Franciscains qui le desservent ; en 1368, 1370, 1392, 1441, 1517, 1537, nouveaux massacres.

De nos jours ce sont les grecs schismatiques, soutenus par la Russie, qui ne cessent de susciter des embarras aux catholiques.

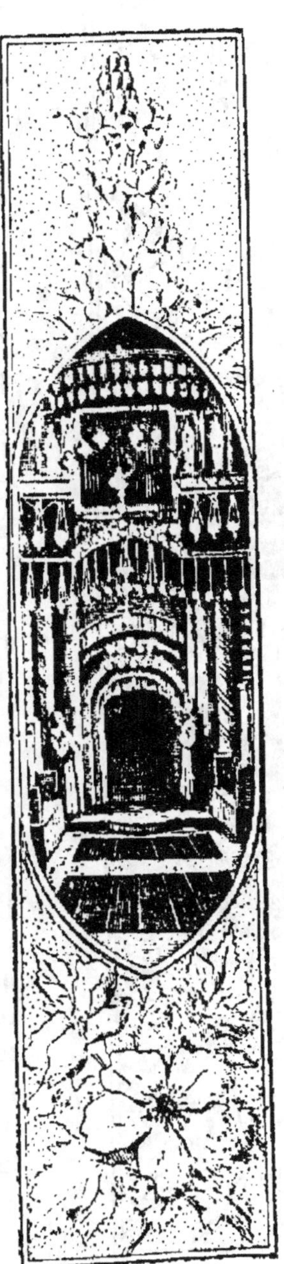

Entrée du Saint-Sépulcre.

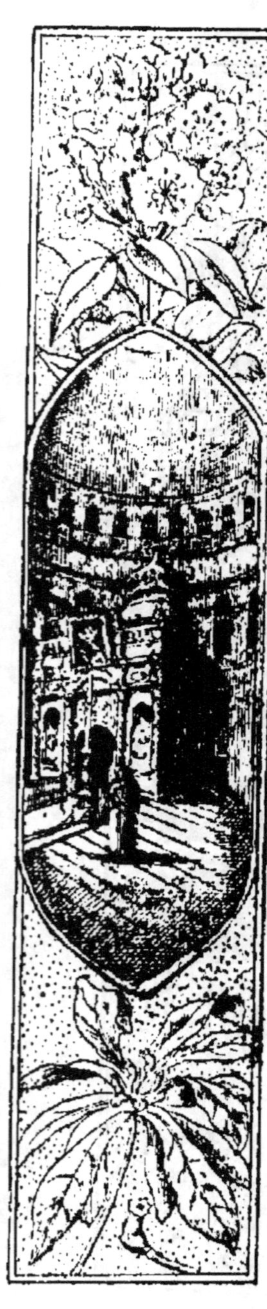

Edicule
du Saint-Sépulcre.

XXVII. — Edicule du Saint-Sépulcre.

Cet édicule, placé au centre d'une coupole élevée il y a vingt ans à peine, après que celle faite par les Franciscains en 1565, et restaurée par eux en 1721, eut été incendiée par les Grecs en 1808, a été bâti par ces derniers aux lieu et place de celui qu'avaient élevé les Franciscains en 1565 et qui fut détruit par le même incendie de 1808. Il a 5 mètres 50 de hauteur, 8 mètres 25 de longueur et 5 mètres 55 de largeur. De forme pentagonale, il est revêtu de marbre blanc et jaune, et soutenu par de maigres colonnes surmontées d'un dôme qui a un peu l'apparence d'une couronne.

†

L'intérieur est composé de deux cellules presque carrées communiquant par une porte étroite et basse. La première est appelée *chapelle de l'Ange*, parce que, d'après la tradition, c'est là que se tenait l'Ange qui annonça aux saintes femmes la Résurrection du Sauveur. La pierre carrée, qui est enchâssée au milieu, passe pour avoir recouvert le tombeau primitif.

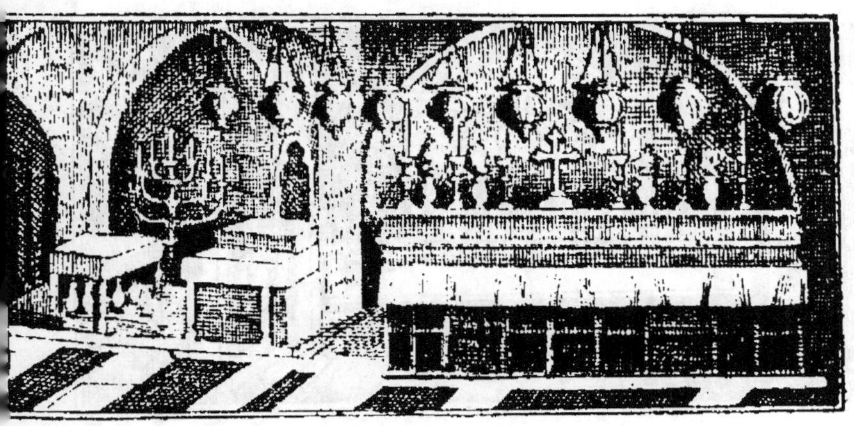

XXVIII. — Le Calvaire.

En entrant dans la basilique du Saint-Sépulcre, on rencontre sa droite, près de la porte, un escalier qui conduit au Calvaire. 'est sur cette plate-forme, partagée en deux chapelles séparées ar trois escaliers, que Notre-Seigneur a été dépouillé de ses ẻtements, puis attaché à la Croix ; c'est là que Notre-Seigneur st mort pour nous sauver et que son corps sacré a été remis tre les bras de sa sainte Mère. La xe, la xie et la xiie station u Chemin de la Croix sont aux Franciscains, la xiiie a été depuis uelques siècles usurpée par les grecs schismatiques. Comment xprimer la pieuse émotion qui s'empare du cœur sur ce rocher énérable dont l'ouverture est encore béante entre l'autel de Notre-ame des Sept-Douleurs et celui élevé à l'endroit où Notre-Seigneur est mort !

†

« O Seigneur, daignez jeter un regard de votre miséricorde sur otre grande famille humaine pour laquelle Notre-Seigneur Jésus-hrist a bien voulu se livrer à ses bourreaux et, pour notre salut, ıbir le supplice de la Croix ! »

La chapelle du Calvaire.

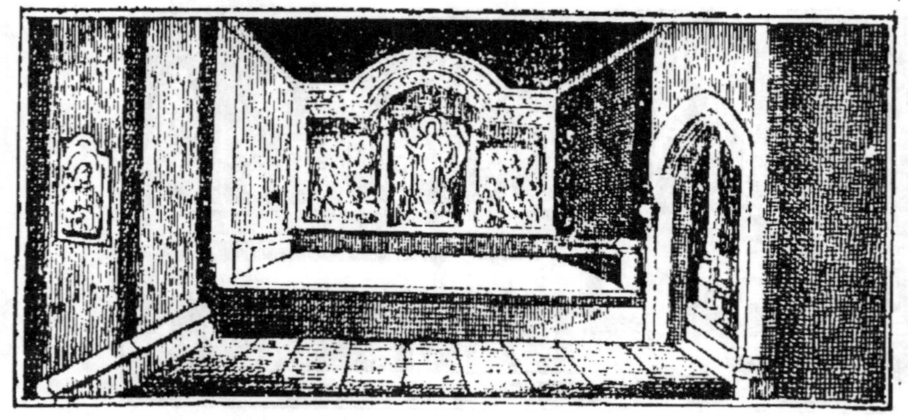

XXIX. — Chapelle de la Résurrection.

La seconde chapelle de l'Edicule est celle de la Résurrection ; c'est là que le corps de Notre-Seigneur, après avoir été embaumé sur la *Pierre de l'Onction* que l'on vénère entre le Calvaire et le saint Sépulcre, fut déposé et resta jusqu'au jour où notre divin Sauveur ressuscita glorieux et immortel.

La pierre sur laquelle reposa le corps du Rédempteur ne peut se voir parce qu'elle est couverte d'une table de marbre : c'est une sorte de banc faisant partie du roc vif de la montagne et qui n'en n'a jamais été séparé.

Chaque jour les Franciscains célèbrent plusieurs messes pour la catholicité sur le saint Sépulcre, comme sur leurs deux autels du Calvaire. En outre de ce sanctuaire, on vénère encore dans la basilique l'autel élevé à l'endroit où Notre-Seigneur apparut à sainte Madeleine vêtu en jardinier ; la chapelle où il se montra à sa sainte Mère après sa Résurrection ; le lieu de l'Invention de la sainte Croix et l'autel où l'on conserve une partie de la colonne de la Flagellation. Ils appartiennent aux catholiques. Les schismatiques ont dans la même enceinte les chapelles de la Prison du Sauveur, de la Division des vêtements de Notre-Seigneur, de sainte Hélène, de la Colonne des Impropères et de saint Longin.

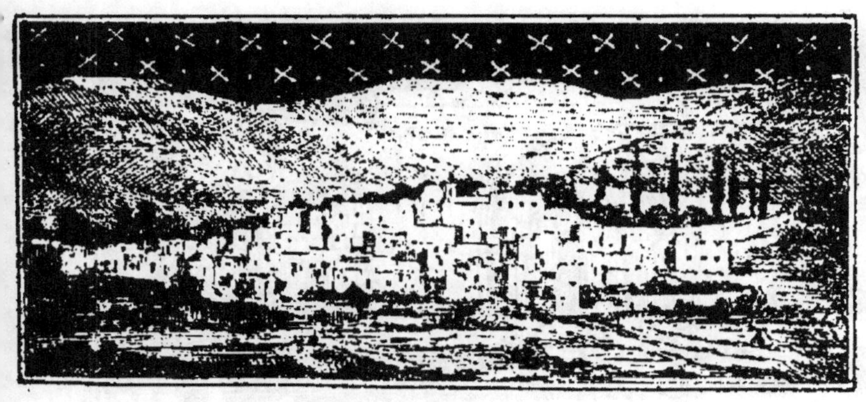

XXX. — Montagne des Oliviers.

Cette sainte montagne s'élève entre Béthanie et Jérusalem dont elle est séparée par la vallée de Josaphat. C'est du haut de son sommet que Notre-Seigneur est monté au Ciel le jour de l'Ascension. A cet endroit, il y avait autrefois une église bâtie par sainte Hélène, détruite bien des fois, bien des fois relevée et en dernier lieu par les croisés. Mais, au départ de ceux-ci, les musulmans la renversèrent aussi : c'était une église octogonale dont les soubassements et le piédestal des colonnes se voient encore autour d'une sorte de cour au centre de laquelle s'élève un oratoire octogonal aussi, bâti par les musulmans, et ayant à peu près 8 mètres de diamètre. On y vénère un rocher encastré dans le marbre et portant encore l'empreinte qu'y laissa le pied gauche de Notre-Seigneur montant au Ciel.

†

« **Jésus,** Rédempteur des hommes, Jésus la joie de nos cœurs, le créateur du monde et la douce lumière de ceux qui vous aiment, Vous notre guide vers les cieux, soyez l'objet de notre amour, soyez notre joie dans les larmes, et notre douce récompense dans la vie éternelle. Ainsi soit-il. »

(Hymne de la Fête de l'Ascension.)

Vue des montagnes de Judée.

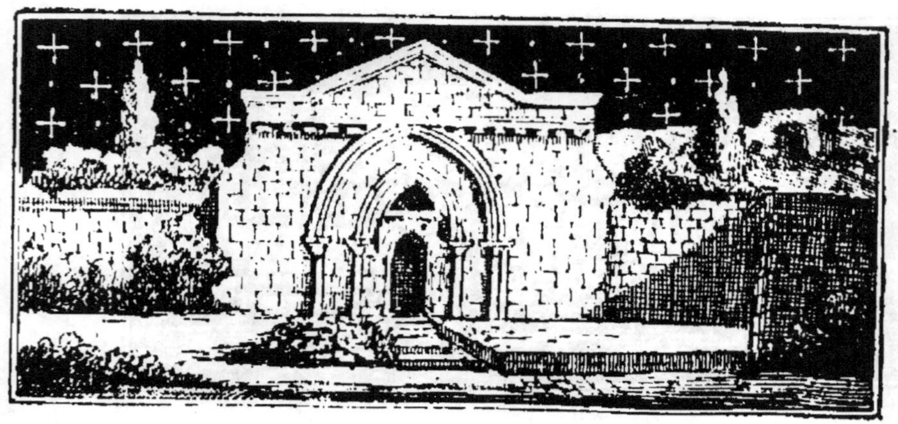

XXXI. — Le tombeau de la sainte Vierge.

La piété des fidèles fit dès les premiers temps un oratoire du lieu où la dépouille mortelle de la Vierge sans tache avait reposé avant son Assomption. Sainte Hélène y éleva une église splendide que les croisés rebâtirent. Il y avait même alors une église supérieure que les musulmans détruisirent dans la suite.

Les Franciscains avaient acquis ce sanctuaire dès les premiers temps de leur séjour en Palestine ; ils le restaurèrent complètement en 1756, mais l'année suivante les Turcs le leur enlevèrent et le donnèrent aux Grecs qui le détiennent encore.

Un escalier de 48 marches conduit à la chapelle souterraine du saint Tombeau. En descendant, la tradition montre à droite les tombeaux de saint Joachim et de sainte Anne, et à gauche ceux de saint Joseph et de saint Siméon.

La chapelle est creusée dans le roc vif, elle a la forme d'une croix latine de 30 mètres de longueur sur 8 de largeur. Dans le bras droit de la croix se trouve un édicule carré percé de deux portes et renfermant le tombeau de la très sainte Vierge.

✝

« O Jésus-Christ, Fils unique de Dieu, vous qui, vainqueur de la mort, avez passé de la terre au ciel ; faites que l'œil de notre cœur soit à jamais fixé là où vous êtes monté plein de gloire, après avoir été blessé ici-bas. Ainsi soit-il. »

BRAIRIE CATHOLIQUE INTERNATIONALE DE L'ŒUVRE DE SAINT-PAUL
PARIS, 6, rue Cassette, 6, PARIS

Bibliothèque illustrée du R. P. VASSEUR, S. J.

VIENNENT DE PARAITRE

LE JUBILÉ SACERDOTAL DE LÉON XIII

Album illustré, in-12, 36 pages. 1re partie : Les papes ont civilisé monde. — 2e partie : Les actes du Pontificat de Léon XIII. — ustrations : Tous les papes ; les monuments de Rome ; les cérémonies de la cour pontificale, etc.— L'ex.,15 cent. ; le cent, 10 fr. ; mille, 70 fr. — Port en sus.

L'édition jubilaire du Paroissien illustré des Missions 0.000 exemplaires). Dédiée à Sa Sainteté Léon XIII, à l'occasion son Jubilé sacerdotal. — Prix de l'exemplaire, in-12, 640 pages. oché : 2 fr. — Reliure imitation chagrin, tranches dorées : 3 fr. 50. Demi-chagrin : 4 fr. -- Chagrin plein : 5 fr. — Port en plus : 0 fr. 50.

Petit catéchisme illustré des Missions pour favoriser l'enseignement du catéchisme dans les familles. 48 pages, 24 illustrations ec la Vie de N.-S. J.-C. en 48 scènes. — 15 cent. l'ex. ; 8 fr. le cent.

Le Petit Manuel illustré, explicatif du Triptyque, 3e édition. 0 fr. 30 l'exemplaire ; 25 fr. le cent.

Le Catéchisme en images, album in-12, 12e édition. — 0 fr. 75 ex. ; le cent, 65 fr. ; cartonné, 1 fr., cartonné avec plaque, 1 fr. 25.

L'album in-4e de la Religion, avec magnifiques illustrations. 'ex., 1 fr. 50. — Remises par douzaines.

La Vie illustrée de Notre-Seigneur Jésus-Christ. In-12, 348 pages, 120 illustrations. — Relié avec plaque et tranches dorées : fr. 25 ; tranches jaspées, 2 fr. — Remises par douzaines.

La journée chrétienne des enfants, Petit Paroissien illustré. In-12, 228 pages, 200 illustrations, contenant : La petite Bible lustrée de l'Enfance. — Le cantique de la doctrine chrétienne. — e Rosaire. — La méthode pour répondre la Messe. — Le Chemin la Croix. — Exercices pour la Confession et la Communion. — es Evangiles des dimanches et fêtes. — Les pensées chrétiennes our chaque jour du mois, accompagnées d'histoires.

Relié en toile chagrin, couverture dorée : 1 fr. 20 l'exemplaire ; *ranco :* 1 fr. 50. Par cent, pour les libraires et la grande propagande : 80 fr. net, port en sus. Même reliure, tranches dorées : fr. 50 ; *franco :* 1 fr. 80. Par cent, 100 fr., port en sus.

La Petite Bible illustrée de l'enfance, concordance des deux estaments. 36 pages, 140 scènes illustrées. — L'ex., 15 cent ; le ent, 8 fr. ; le mille, 60 fr. — Port en sus.

A LA MÊME LIBRAIRIE

Le Rosaire illustré, quinze courtes méditations sur les quinze mystères du Rosaire, avec prières et pratiques. 36 pages, 36 illustrations. — L'ex., 15 c. ; le cent, 10 fr. ; le mille, 70 fr. — Port en sus.

Pensées chrétiennes pour tous les jours du mois, par le P. Bouhours. — 48 pages, 48 illustrations. — Nouvelle édition (sous presse). — L'ex., 15 cent. ; le cent, 10 fr. ; le mille, 70 fr.

Vie illustrée de saint Ignace, fondateur de la Compagnie de Jésus, accompagnée d'une neuvaine de méditations, par le R. P. Étienne de la Croix, dernier Provincial de la Compagnie en France avant sa suppression. 72 pages, 160 scènes illustrées. — L'ex., 30 cent. ; le cent, 20 fr. — Port en sus.

La France et le Sacré-Cœur. Révélations et promesses du Sacré-Cœur. — La B. Marguerite-Marie. — Paray. — Montmartre. — Issoudun. — 36 pages, 45 illustrations. — L'ex., 15 cent. ; le cent, 10 fr. ; le mille, 70 fr. — Port en sus.

Leçons illustrées de l'art chrétien appliqué à l'imagerie. 72 pages illustrées. — L'ex., 40 cent. ; le cent, 20 fr. — Port en sus.

AUTRES PUBLICATIONS ILLUSTRÉES

Albums, 36 pages, 36 illustrations.

Le Petit Mois de saint Joseph (nouvelle édition). — **Le Petit Mois du Sacré-Cœur** (nouvelle édition). — **Les prières quotidiennes et les prières de la Messe.** — **N'oublions pas nos chers défunts**, neuf méditations suivies du Chemin de Croix pour les morts. — **Les Moines ont civilisé l'Europe.** — **Vie de sainte Geneviève.**

L'ex., 15 cent. ; le cent, 10 fr. ; le mille, 70 fr. — Port en sus.

Les 50 tableaux du Catéchisme, pour l'explication publique de la doctrine chrétienne et de l'Histoire Sainte : 0m 84 × 0m 54. — Imprimés sur fond d'or, coloriés à la main ; montés pour être commodément suspendus. Prix net : 45 fr. ; *franco* : 48 fr.

Toute la Religion en un tableau colorié. — L'ex., 20 cent. ; le cent, 15 fr.

Petit tryptique des enfants. — L'ex., 10 cent. ; le cent, 4 fr.

Grand tableau de la Vierge, sur fond or, pouvant servir pour église, chapelle, salle de communauté. — L'ex., 5 fr., *franco* : 6 fr.

Le Rosaire colorié, 90 cent.

Le Rosaire doré, 50 cent.

Vient de paraître :

PETIT MOIS DE MARIE ILLUSTRÉ

Bar-le-Duc — Typ. de l'Œuvre de Saint-Paul, Schorderet et Cie — 117

www.ingramcontent.com/pod-product-compliance
Lightning Source LLC
LaVergne TN
LVHW012018160826
845678LV00002B/906

* 9 7 8 2 3 2 9 6 6 0 0 6 6 *